AF312348

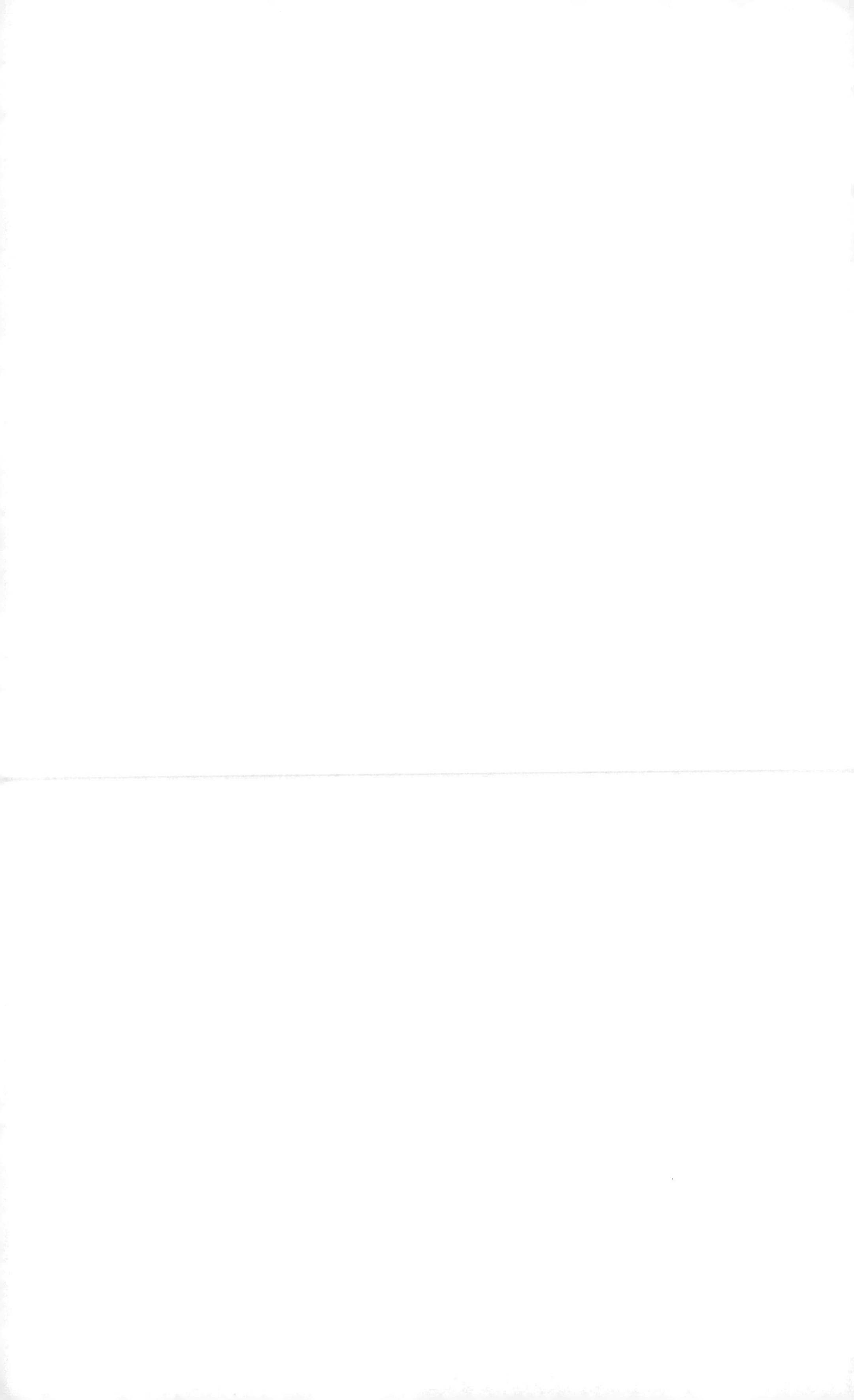

APPENDICE

SUR LES

PROPRIÉTÉS ET L'USAGE

DE

L'HUILE D'OLIVE

EN MÉDECINE.

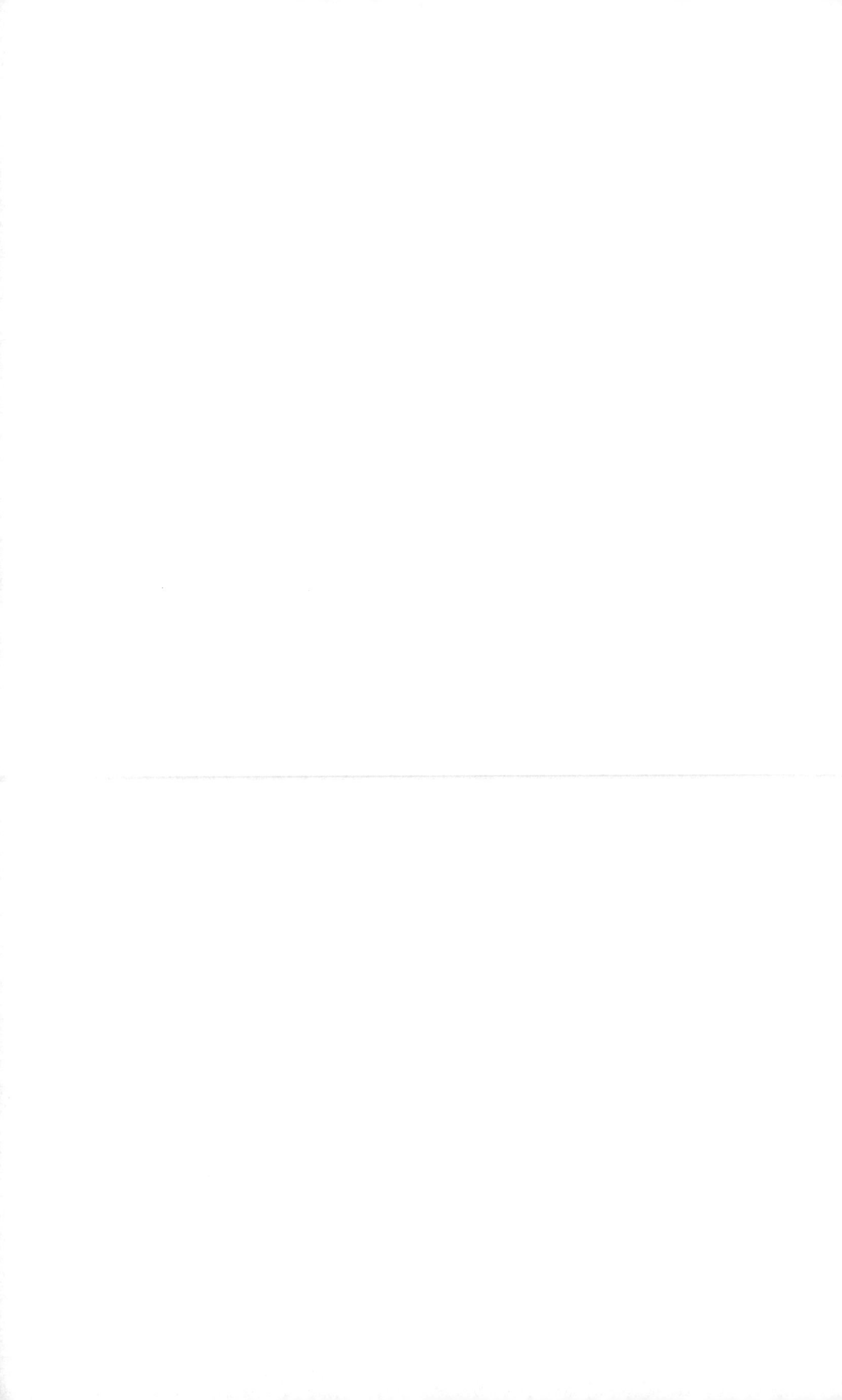

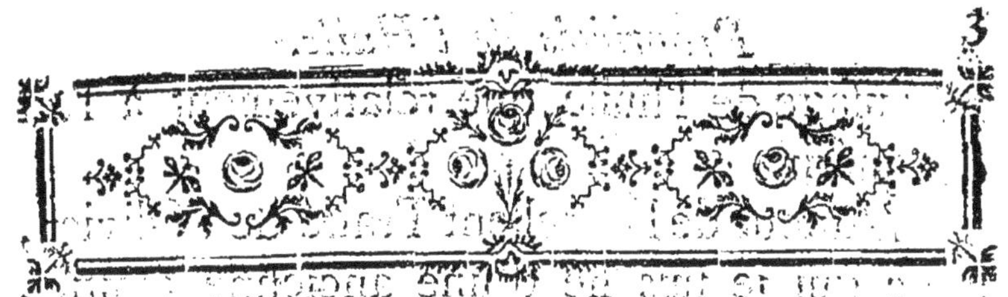

APPENDICE

Sur les propriétés & l'usage de l'Huile d'Olive en médecine.

Par Mr. SUMEIRE, Docteur en Médecine à Marignane, Correspondant de la Société Royale de Médecine de Paris.

DANS un Traité complet de l'Olivier, il est à propos de parler de l'utilité de cet arbre, laquelle consiste principalement dans l'huile précieuse que l'on retire de son fruit. Il seroit inutile de répéter ici tout ce que l'on connoît, & ce que l'on a écrit sur l'usage très-étendu qu'on fait de l'huile dans différents arts, dans l'économie domestique, & dans la préparation des alimens où elle est admise comme substance nourrissante (a) & comme assaisonnement : je me propose de ne considérer

____

(a) V. Sydenham, Carthenser, &c.

ici l'ufage de l'huile que relativement à l'art de guérir.

L'Auteur de l'excellent Traité de l'Olivier, avec qui je fuis lié d'une ancienne amitié, m'a engagé à lui fournir cet article J'aurois voulu le rendre digne de fatisfaire à fon attente & à celle du public, à qui il eft bien glorieux d'offrir quelque chofe d'utile : tel que je le donne, il pourra faire quelque fupplément au vuide que Pline a laiffé (*a*) , & à ce que les Auteurs de matiere médicale ont manqué de dire fur les vertus & l'ufage de l'huile en médecine (*b*).

Toutes les huiles graffes tirées des végétaux par expreffion, ont relativement au

______

(*a*) V. Hift. Nat. Pline qui rapporte beaucoup de remedes tirés du bois , des feuilles , des fleurs de l'Olivier , *ibid.* liv. 23 , chap. 3 , & de l'*amurca*, *ibid.* liv. 15 , chap. 4 , omet prefqu'entiérement les propriétés médicinales de l'huile , & les remedes tant fimples que compofés qu'elle fournit.

(*b*) Tous les Auteurs qui ont écrit fur les vertus & l'ufage de l'huile en médecine, ont laiffé trop à defirer : on ne peut excepter que l'Auteur des notes ajoutées à la Ph. de Londres, trad. franç. tom. 2 ; & Mr. Spielmann, Inft. de Chymie, trad. franç. tom. 1 , lefquels ont donné des détails affez fatisfaifans fur cet objet.

corps animal des propriétés qui leur font communes, & dont on fait les applications les plus avantageufes pour la guérifon d'un grand nombre de maladies internes & externes. Entre les huiles de cette efpece, celle d'amandes douces a la préférence ; elle eft la plus légere, & elle paffe plus facilement fur l'eftomac & dans le canal inteftinal ; mais fa cherté & la difficulté de la conferver dans fa bonne qualité peuvent lui faire fubftituer fouvent l'huile d'olive fine, bien dépurée & récente qui ne lui cede pas beaucoup en vertus.

Les propriétés des huiles douces par expreffion, relatives au corps humain les plus générales, font de relâcher facilement & promptement les fibres trop dures, trop tendues ou trop feches ; de lubrifier leur furface, & d'émouffer toutes les matieres irritantes & les principes âcres qui exiftent dans le fang & dans les différentes humeurs, ou d'en diminuer & d'en empêcher l'action ; & de communiquer encore à ces mêmes fluides plus de confiftance par la cohéfion légere qu'elle fait avec leurs parties intégrantes, & qu'entretient leur mouvement inteftin & le mouvement général de la circulation.

Il eft évident que par ces effets l'huile eft

capable de remédier aux caufes les plus ordinaires d'un très-grand nombre de maladies, lefquelles font la tenfion fpafmodique & la roideur trop forte des folides, & l'acrimonie ou la diffolution des fluides.

Il faut faire remarquer que ce n'eft pas feulement par fes vertus propres & immédiates, que l'huile d'olive eft de la plus grande utilité en médecine; elle contribue en diverfes manieres à la compofition d'une infinité de remedes qui lui doivent plus ou moins les avantages qu'ils procurent & les éloges qu'ils méritent.

L'huile d'olives entre fur-tout dans la plûpart des emplâtres, des onguens, &c. qui font fi communément employés pour la guérifon des maladies externes; elle eft l'excipient le plus convenable des différens ingrédiens qui en font les vertus particulieres; elle fert à diffoudre les gommes, les réfines, les huiles effentielles, le foufre, les alkalis fixes, les préparations du plomb, &c. On trouve dans les pharmacopées les procédés & les vertus de ces fortes de compofitions: on ne fera obferver dans ce petit Traité que quelques préparations les plus fimples, & qui font de l'ufage le plus familier, parmi lefquelles il y en a qui ne font connues qu'en Provence, & qui y ont été accréd.ées par l'expérience populaire , comme certaines huiles compofées que l'on fait par infufion ou par ébullition , & des onguens, & linimens faits par le feul mélange de l'huile avec une autre fubftance où elle eft bonne tantôt à fixer celles qui font trop volatiles , tantôt à corriger & à mitiger celles qui font trop âcres ou trop actives , & fouvent à donner à quelques fubftances avec lefquelles elle s'unit, & à en recevoir en même-temps des modifications qui rendent ces mélanges plus efficaces & plus utiles dans les cas où ils conviennent ; tels font ceux de l'huile battue avec l'eau fraîche , avec le blanc d'œuf, &c.

Expofons à préfent un court détail des maladies principales dans lefquelles les vertus de l'huile , comme remede fimple & comme remede compofé , trouvent l'application la plus heureufe.

On différencie les maladies en internes & en externes (a) pour que la defcription de

---

(a) On peut adopter ici cette divifion générale des maladies , quoiqu'elle ne foit rien moins qu'exacte , puifque plufieurs maladies externes reconnoiffent un principe interne , & ne doivent être traitées que comme maladies internes.

l'ufage médicinal de l'huile foit plus métho-
dique , il convient qu'elle fuive cette dif-
tinction.

Ufage interne de l'huile d'olive comme remede fimple & compofé.

Dans les coliques qui font des maladies
fi fréquentes & fouvent fi facheufes, l'huile
eft un remede prefque univerfel , auffi facile
que certain.

Si elles ont pour caufe l'acreté d'une humeur bilieufe ou d'autres matieres contenues
dans l'eftomac & les inteftins , l'huile eft
un excellent adouciffant & un très-bon évacuant.

Dans celles qui viennent de l'obftacle que
font les matieres fécales endurcies aux évacuations accoutumées , on comprend fans
qu'on l'explique , que l'huile eft le moyen
le plus propre à le lever.

Dans celles qui dépendent de la fenfibi-
lité exceffive du canal inteftinal , lorfque
la mucofité qui enduit la furface interne de
fes parois a été enlevée , comme il arrive
dans les diarrhées & les diffenteries opiniâtres , &c., l'huile eft faite par fon onc-
tuofité pour fuppléer la mucofité naturelle
qui manque.

Dans la colique néfrétique, occafionnée par la préfence d'un gravier ou d'un calcul dans les reins ou dans les urétéres, l'huile en relâchant ces parties, & en verniffant, pour ainfi dire, les afpérités des corps pierreux, eft capable de les faire paffer, ou du moins de procurer tout le foulagement dont ce malheureux cas eft fufceptible ; on a remarqué que l'effet des huileux dans ces occafions, vient autant ou plus du relâchement qu'ils procurent aux parties voifines, & qui fe communique aux parties affectées, que de l'action immédiate des huiles fur ces dernieres.

Lorfque cette même maladie eft produite par une difpofition inflammatoire ou par une contraction fpafmodique de ces organes, l'huile a le même fuccès, parce qu'elle y agit de la même maniere.

Le traitement le plus adopté aujourd'hui de la colique métallique à laquelle font fujets les Peintres, les Plombiers, les Mineurs, &c. eft établi fur l'ufage des émétiques & des purgatifs forts, fuivis de l'huile qui eft néceffaire pour effacer les impreffions fpafmodiques de la maladie & celles des remedes, & pour détacher & évacuer entiérement les particules métalliques qui peuvent être reftées fur les tuniques des inteftins (*a*).

L'ufage le plus important & le plus néceffaire de l'huile prife intérieurement, eft dans l'empoifonnement caufé par les fubftances minérales & autres corrofives. Il faut en avaler une grande quantité à la fois dans cette facheufe circonftance ; elle fauve d'une mort prompte, foit en faifant rejetter par la bouche (*b*) la matiere du poifon, foit en l'évacuant par le bas ; & elle eft en même-temps l'antidote le plus fûr & le plus efficace en ce qu'elle embarraffe & émouffe le poifon, & qu'elle défend les parties qu'il touche de fon impreffion feptique.

Dans les hernies ou étranglemens des inteftins, l'huile eft un des fecours les plus appropriés : il eft rapporté dans les Ephéméries d'Allemagne, qu'un homme ne pouvoit fe délivrer des accidens fâcheux que lui oc-

---

(*a*) Le Docteur Tralles cite un cas d'une colique de cette efpece où l'huile prife par la bouche & en lavemens eut le fuccès le plus complet ; on y joignit l'ufage de l'opium. *Us opii*, &c.

(*b*) Celfe dit que dès qu'on fe fent attaqué d'un poifon interne, on doit avaler de l'huile fans mefure pour exciter le vomiffement. *Celfe, liv. 5 ; chap. 27.*

casionnoit cette maladie, qu'en avalant plusieurs jours de suite quelques onces d'huile
d'olive (*a*).

L'huile réussit parfaitement à soulager la
difficulté d'uriner qui vient de l'âcreté du
liquide ou de l'irritation que font des matieres sabloneuses ; dans le premier cas, elle
adoucit puissamment ; dans le second, elle
lubrifie & fait passer le sable.

La constipation habituelle qui vient de
la sécheresse des intestins ou de l'inertie de
la bile, se guérit par l'usage de l'huile avalée
par cuillerées de temps en temps : on recom-
mande ordinairement de manger à jeun une
croûte de pain rôtie arrosée d'huile, pour
faire cesser cette incommodité qui peut devenir dangereuse.

Dans toutes les circonstances que nous
venons de décrire, le succès de l'huile est plus
prompt, plus sur & plus complet, en joignant
à l'usage qu'on en fait par la bouche des lavemens dont l'huile seule fait la matiere,
ou dans lesquels on ajoute une certaine
quantité d'huile à d'autres mucilagineux ou
à des émolliens.

On ne peut trop louer la vertu admi-
rable de l'huile pour adoucir les acrimo-

(*a*) V. Ephem. dec. 11, ann. 111.

nies qui irritent les poûmons & pour cal-
mer la toux dans les rhûmes simples & les
fluxions catarrhales franches (*a*); dans ces
maladies, elle agit assez seule; mais on
l'unit souvent avec du miel, avec des si-
rops, des mucilages.

Nous ne saurions oublier une préparation la plus simple de l'huile d'olive dont
l'efficacité est le plus souvent surprenante. On
fait bouillir un verre d'huile & un verre
d'eau, jusqu'à ce que celle-ci soit consumée;
on fait prendre ce remede encore chaud à
un malade atteint d'une fluxion de poitrine,
compliquée de pourriture dans les premieres
voies, & réduit à l'extrêmité par les pro-
grès de l'engorgement humoral par le manque d'expectoration, lorsqu'il n'est plus en
état de soutenir aucun remede d'une certaine force; celui-ci détermine ordinairement
une évacuation abondante du ventre & ré-
tablit les crachats, & le malade est sauvé

(*a*) L'expérience en Médecine a appris que les
fluxions catarrhales de la poitrine sont très-souvent
accompagnées d'une putridité bilieuse qui est le
foyer dominant; il faut laisser alors les huiles qui
ne sont que faussement indiquées par la toux & la
douleur, & employer des évacuans efficaces qui
enlevent la cause fonciere & les symptômes.

comme par miracle : le peuple de Provence a coutume de pratiquer ce remede.

Les huileux ont un effet bien plus décidé dans les maladies du pharynx & de l'œsophage, lorsqu'elles souffrent une contraction ou une séchereffe contre - nature ou quelque érofion, parce qu'ils agiffent immédiatement fur ces parties ; on doit en ufer auffi dans ces cas par cuillerées & par intervalles.

On n'a point encore fait ufage de l'huile dans la vue de rémedier à la diffolution du fang, qui ne dépend pas de l'action des *virus*, & qui ne procede que de la perte de fon mucilage enlevé par des travaux forcés, par de longues maladies, par des diarrhées habituelles, par des hémorragies, &c. J'invite à tenter ce moyen, bien moins coûteux & moins difficile que tant d'autres qui font ordinairement employés. Il eft certain que l'huile contracte affez d'union avec le fluide fanguin pour lui donner une forme gélatineufe & plus de confiftance (a),

____

(a) J'ai mêlé de l'huile avec la ferofité du fang tiré par la faignée : en les agitant enfemble, on n'en fait que difficilement une union très-imparfaite ; j'ai fait la même expérience avec la partie rouge ; l'union en eft moins difficile & moins im-

& pour prévenir conféquemment fa dé-
compofition deftructive.

L'huile a encore des propriétés particulieres, defquelles on tire de bons moyens
de guérir dans les maladies dont les indi-
cations répondent aux effets de ces propriétés. L'huile a la vertu émetique, lorfqu'on en prend beaucoup à la fois (*a*) ;
elle eft par là un fecours bien facile &
bien utile, lorfque l'eftomac eft porté à rejetter quelque chofe qui l'embarraffe, ce
qui n'arrive que trop fouvent ; c'eft encore
une pratique ordinaire alors d'ajouter une ou
deux cuillerées d'huile fur un verre d'eau
tiede, ce qu'on réitere s'il en eft befoin ;
on réuffit on ne peut mieux de cette maniere à exciter le vomiffement. L'huile eft
décidément contraire aux vers (*b*). On fait

parfaite, l'huile femble épaiffir un peu l'une &
l'autre, & les couvrir d'une efpece de gelée légere.
Le cours continuel du fang, & fon agitation intef-
tine doivent entretenir & même augmenter fa liai-
fon avec les particules de l'huile.

(*a*) Cet effet de l'huile eft certain, quoiqu'on
ne trouve pas la maniere de l'expliquer, comme
remarque Spielmann, Inft. de Chymie, trad. franç.
tom. I.

(*b*) J'ai fait, à l'exemple de Rhédi, plufieurs
expériences fur les vers de terre avec les fubf-

que ces insectes peuvent causer dans l'estomac & les intestins les plus grands désordres & des accidens funestes ; on les a vus se porter à l'entrée du larynx , se placer sous l'épiglotte (a) , & supprimer tout à coup la respiration ; l'huile les tue sûrement , & les fait sortir du corps. L'expérience fait voir tous les jours son efficacité, lorsqu'on y ajoute du suc de limon , d'oignon , &c.

---

rances qui peuvent leur être contraires ; j'ai vu constamment qu'ils périssent promptement dans l'huile, relâchés & comme dissous. En vain on oppose la difficulté d'une immersion suffisante dans l'huile des vers qui sont dans l'estomac & les intestins ; elle est bien facile dans l'estomac par sa position, & elle n'est point impossible dans les intestins qui dans leurs nombreuses circonvolutions, ont des portions qui ont une direction horisontale, & dans lesquelles l'huile peut s'amasser, & les vers peuvent rester plongés durant assez de temps pour que l'huile agisse sur eux ; d'ailleurs les parois internes des intestins oints par l'huile font glisser les vers, qui sont forcés de se précipiter par le bas. Ainsi la considération qu'on oppose à l'effet de l'huile dans cette circonstance, exigeroit seulement qu'on prît une bonne quantité d'huile, lorsqu'on se propose de détruire & de chasser les vers des intestins.

(a) V. Dehalles *opuscula practica*. J'ai vu un cas de cette espece.

On doit mettre au nombre des propriétés particulieres de l'huile celle d'évacuer fpécialement la bile, dont les différens vices qu'elle eft fujette à contracter font des caufes fi fréquentes des maladies les plus graves. De plus, il y a raifon de croire que lorfque la bile eft devenue, par une dépravation particuliere, un ferment de fievre, & comme il arrive communement, de la fievre intermittente (*a*), l'huile eft capable de corriger & de changer ce caractere, & d'aider la curation par fes effets fur le quinquina, qui eft & fera toujours le meilleur & le plus fûr fpécifique contre les fievres de ce genre. Le célébre Torti a prouvé qu'il y a une exacte affinité & une conformité de nature entre l'huile & la bile, & il a fait voir beaucoup de rapport d'action entre ces deux fubftances & le quinquina (*b*). Ne doit-on pas conclure de fes raifonnemens, auffi juftes qu'ingénieux fur ce fujet, que l'huile doit avoir la vertu éminente

---

(*a*) L'opinion générale des plus grands Médecins eft que la caufe prochaine la plus commune des fievres de la claffe des intermittentes eft une corruption particuliere de la bile. V. Senaç *de febrium intermi. naturâ.* Pringle, *malad. des armées*, &c. &c.

(*b*) V. Torti, *therap. fpecialis*, &c.

éminente de redonner directement à la bile fon caractere naturel, lorfqu'il a été perverti & a pris le caractere fébrile. Il y a quelques années qu'un célébre Médecin de la ville d'Aix (Mr. Tournatoris), autant diftingué par fon génie, que par fa fcience médicale rare & profonde, établit la cure des fievres intermittentes fur l'ufage de l'huile d'amandes douces donnée à haute dofe; les fuccès qu'il eut étonnerent ceux qui avoient critiqué cette pratique; mais ne furent-ils dus qu'aux évacuations que l'huile procuroit? Ne doit-on pas penfer, d'après les principes de Torti, qu'ils vinrent plutôt ou davantage de l'action de l'huile fur la bile; il arrive fouvent en médecine qu'une chofe atteint le dernier but, quoique le Médecin qui l'emploie ne la dirige pas fi loin.

Il eft une autre propriété qui doit appartenir à l'huile, & qui ne lui a pas encore été attribuée; elle fera inappréciable fi l'expérience vient à la confirmer; je me fais quelque mérite d'en avoir conçu l'idée le premier; ce n'eft pas une conjecture frivole que je hafarde; elle eft fondée fur des faits qui femblent lui donner la certitude de la vérité. Il eft prouvé par l'expérience que l'huile ralentit & modere l'ébullition ordinaire du vinaigre, de l'efprit de vin, &c. dans le vuide du récipient de la machine pneumatique (*a*), & qu'elle abat & arrête l'effervefcence qui accompagne les diffolu- tions métalliques, &c., & retient ou ab- forbe les vapeurs nuifibles qui s'en éle- vent (*b*); phénomenes qu'on explique en fuppofant que l'huile qui fe tient fur la fu- perficie de ces liqueurs fixe leurs parties vo- latiles par fa vifcofité qui confifte dans la forte aggrégation de fes parties intégran- tes. Peut-on ne pas conclure avec fonde- ment d'une analogie complete & évidente que l'huile doit avoir la vertu d'appaifer (*c*) les fermentations humorales qui fe paffent dans la capacité de l'eftomac & des intef- tins & dans la maffe du fang, & de répri- mer auffi la volatilité, l'activité & les mou- vemens d'expanfion des gas ou vapeurs aëriformes qui fe forment dans les mê- mes capacités & dans les liqueurs anima-

-----

(*a*) V. Tranf. Phil. an. 1675 dans Coll. Acad. tom. VI.

(*b*) V. Acad. des Sc. an. 1719.

(*c*) L'huile tend toujours à occuper le deffu ou la furface extérieure des fluides du corps hu- main.

les (*a*) ; on peut même croire que l'huile détruit la nature ou l'action de ces airs gaseux qu'on regarde déja comme les principes de la plupart des maladies fébriles & des maladies nerveuses, spasmodiques, convulsives, &c. (*b*). Si la Médecine peut s'élever sur les fondemens de cette nouvelle théorie, elle atteindra à une perfection dont on n'auroit jamais imaginé qu'elle fût susceptible.

Enfin l'huile bouche les pores de la peau & supprime par là la transpiration insensible. Quoique cette propriété soit externe, on peut la rapporter à celles dont on fait un usage médicinal interne, à cause qu'elle produit indirectement des effets relatifs à la

---

(*a*) C'est là une opinion établie sur des observations décisives qui démontrent l'existence d'un gas animal. V. Acad. des Sc. an. 1752. *id.* an. 1766 & 1777.

(*b*) V. recherches sur les maladies chron. par Bordeu. Recherches sur différens points de Physiol. Pathol. &c. par Mr. Fabre, &c. Il y a quelques années que j'eus cet apperçu, & j'ai un grand nombre d'observations qui le prouvent ; Mr. Vidal, mon ami, dernièrement aggrégé au Collège des Médecins de Marseille, doit publier un savant Mémoire sur ce sujet.

cure des maladies internes ; v. g. on fait que la suppreſſion ſubite de la tranſpiration par l'application de l'huile ſur la ſurface du corps peut occaſionner la fievre (*a*) , & que cette fievre , pour ainſi dire , factice peut devenir ſalutaire , en ce qu'on peut la ménager comme un moyen capable d'emporter le plus efficacement & le plus promptement des maladies très-graves (*b*).

Dans la plupart des cas où on fait uſage intérieurement des huiles par expreſſion , relativement à leurs vertus propres & immédiates , il vaut mieux les employer ſeules ; mais ne ſeroit-il pas ſouvent indifférent , & même préférable de les faire prendre dans cette même intention , ſous form d'émulſion que l'on fait en mêlant l'huil avec de l'eau fraîche par une agitation ſuffiſante ? Pour rendre l'union de l'huile ave l'eau plus facile & plus parfaite, on ſe ſert d mucilage de gomme arabique (*c*). Dans cett préparation, l'huile devient plus miſcible ave

(*a*) V. Boerhaave , *de virib. médicament. part.* 1 *cap.* 1 , *pag.* 142.

(*b*) V. Celſe , *lib.* 11 , *cap.* 80.

(*c*) V. Obſ. & Recherch. medic. par une ſociét des Méd. de Londres , trad. franç. tom. 1.

les liqueurs des premieres voies, & avec le fluide sanguin ; elle est moins sujette à rancir ; elle est moins désagréable sur-tout en y ajoutant du sucre, du jaune d'œufs, & quelqu'eau aromatique légere d'un goût gracieux ; l'huile devient encore rafraîchissante, par là, & sur-tout en la mêlant avec l'émulsion tirée des semences froides ou des amandes douces.

Dans le petit nombre des compositions faites avec l'huile, dont on fait un usage médical interne, il faut distinguer le savon qui est si fécond en vertus, que je ne peux me dispenser d'en donner ici un précis très-abregé. *Le savon*, dit Spielmann, (*a*), *agit en relâchant & en irritant légérement les solides* ; il résout les humeurs muqueuses, épaissies & même concrétes ; il désobstrue les vaisseaux capillaires, & tous les tuyaux sécrétoires & les conduits excrétoires ; de là son utilité merveilleuse dans un grand nombre de maladies chroniques ; le savon est particuliérement destiné à déterger les voies urinaires, & à dissoudre les pierres des reins & de la vessie & les calculs biliai-

---

(*a*) Inst. de Chymie, trad. franç. tom. 1.

res (*a*) ; qui font une cause fréquente de jauniffes les plus rebelles & les plus dange reufes ; il remédie parfaitement à la conftipation qui vient des matieres tenaces qui embarraffent les inteftins, ou du défaut de quantité ou d'énergie de la bile ; il eft comme fpécifique dans le rhumatifme froid & chronique, & dans l'aerimonie acide, à laquelle les enfans ou les perfonnes foibles & d'un tempéramment pituiteux font fi fujets......

Après avoir montré les vertus de l'huile, en leur accordant tous les éloges qu'elles méritent, j'aurois tort de ne pas faire remarquer les inconvéniens que peut avoir fon ufage interne, lorfqu'on la donne inconfidérément & fans reftriction. L'expérience fait voir qu'elle eft fujette à contracter une acrimonie rancée, dont les effets font redoutables (*b*). On a obfervé que l'huile eft plus dangéreufe aux perfonnes qui ont une conftitution chaude, ou à celles qui font attaquées d'une fièvre habituelle ; les hyppocondriaques fupportent difficile-

---

(*a*) V. les expériences faites par l'Auteur des notes & obf. ajoutées à la Ph. de Londres, tom. 11, pag.

(*b*) V. Wanfwieten, Comment. in Aph. Boerrhav. tom. 1.

ment les huiles graffes, lefquelles font fou-vent retenues dans les inteſtins de ces ma-lades, ou le déréglement de l'action ner-veufe occafionne fréquemment des reffer-remens fpafmodiques. De cet inconvénient peuvent naître les accidens les plus fâcheux, & notamment ceux de la paffion iliaque. Cependant il faut avouer que la crainte des mauvais effets de l'huile a été beaucoup trop exagérée. Sydenham remarque que l'huile réuffit conftamment dans une toux très-vive épidémique qui étoit accompagnée de fievre; il avoit feulement la précaution de donner l'huile en petite quantité à la fois & par intervalles (*a*); & cette regle doit être obfervée dans la plupart des cas où on fait ufage de l'huile intérieurément. On a encore des obfervations qui prouvent que l'huile peut refter durant long-temps dans le corps, fans fubir la moindre altération, quoiqu'elle ait été donnée dans des circonf-tances où il femble qu'elle auroit pû dé-générer de fa qualité naturelle (*b*).

(*a*) V. Sydenh. oper. de morb. épidémic.
(*b*) V. Coll. Acad. tom. X. Acad. de Boulogne.

Usage externe de l'huile seule ou en remede composé.

L'usage médicinal externe de l'huile, est encore très-important & très-étendu. Il est à propos de rappeller l'usage que les anciens ont fait durant long-temps des bains & des frictions d'huile pour augmenter la force du corps & pour rendre la santé plus parfaite. Pline rapporte (a) que l'Empereur Auguste ayant voulu savoir de Romilius Pollion par quels moyens il avoit prolongé sa vie pendant un siecle, en conservant la vigueur de son corps & de son esprit, ce dernier lui répondit : Par l'usage du vin miellé au dedans, & de l'huile au dehors, *intùs mulso* (b) *, foris oleo.* N'est-ce pas la seule inconstance ordinaire des hommes, même dans les choses qui leur sont le

___

(a) Hist. Nat. tom. 21, chap. 24, n. trad.
(b) Il est des Auteurs qui entendent mal à propos, par *mulsum* le mélange de l'eau & du miel; tels que Lemery, Ph. & Garidel Hist. des Plantes, &c. V. Hisp. not. *in lib.* 11. *de morb.* Pline & Hist. de la Méd. par Leclerc 3e. part. liv. 2, c. 1, où *mulsum* signifie *vinum mulsum.*

plus utiles, qui a laissé tomber cette pratique
en désuétude ? On a bien objecté contre elle
l'inconvénient qu'on reproche à l'huile, de
boucher les pores de la peau, & d'empêcher par-là la transpiration insensible, dont
l'évacuation suffisante est si nécessaire à la
santé : mais le témoignage d'une longue expérience ne doit-il pas faire soupçonner de
fausseté toute théorie qui la contredit ? C'est
alors à la théorie à chercher comment elle
peut confirmer l'expérience. Ne peut-on pas
penser que l'huile, dont l'application par le
bain ou par les frictions sur la surface du
corps n'interrompt pas durant assez de temps
la transpiration pour occasionner des effets
dangereux, sert au contraire, en ramollis-
sant la peau, en la détergeant, en décol-
lant les feuilles ou écailles de l'épiderme qui
sont placées les unes sur les autres, de
maniere qu'elles sont souvent attachées en-
semble par la matiere de la transpiration (*a*)
& en détruisant le spasme dont est souvent
saisi cet organe extérieur, à rendre la transpiration constamment plus aisée & plus abondante ?

De ce que l'huile appliquée sur la peau

(*a*) V. Hist. de la Méd. par Freind ; trad. franç.
pag. 27.

en bouche les ouvertures qui laissent sorti
la transpiration, Galien sut tirer l'indicatio
de conseiller de faire des onctions d'huil
après le bain (*a*), dans la vue d'arrête
pour quelque temps la sueur trop abondant
& trop continuée que l'effet de l'eau chaud
occasionne, & de prévenir les maladie
graves que peut causer l'excès d'une tell
sueur.

Galien dit aussi (*b*) qu'anciennement o
se servoit de l'huile d'olive pour soulage
la lassitude douloureuse.

Ce grand Médecin atteste encore qu'i
fut délivré des convulsions violentes, ex
citées par des exhalaisons malignes, pa
le moyen des bains d'huile tiede (*c*).

Il faut supposer que l'huile a la propriét
d'absorber ou de corriger les vapeurs d'u
caractere méphitique très-irritant (*d*).

Le Docteur Lanzoni assure dans les Ephé
mérides d'Allemagne, qu'il a guéri par l

(*a*) V. *Id.* pag. 26.
(*b*) V. Hist. de la Méd. par Leclerc, 3e. part.
liv. 2, chap. 1.
(*c*) V. Suplément à l'Encyclopédie, tom. IV.
(*d*) Cette observation sembleroit confirmer la
vertu que j'ai attribuée ci-devant à l'huile contre
les gas internes.

bain d'huile réitéré pendant huit jours , une fille attaquée de vermine qu'il n'avoit pu détruire par d'autres remedes (*a*).

D'après cette expérience , je me déterminai une fois à employer les onctions d'huile pour combattre une démangeaison infupportable à laquelle on eft fujet dans la grande vieilleffe , & laquelle peut venir d'une vermine imperceptible qui s'engendre quelquefois fous les écailles de l'épiderme : ce moyen me réuffit parfaitement ; les onctions ou les bains d'huile auroient certainement le même fuccès , lorfque cette incommodité eft caufée par la féchereffe ou par la crifpation de la peau , comme il arrive ordinairement dans un âge trèsavancé.

On a toujours vanté les demi-bains d'huile dans la colique néfrétique , pour faire defcendre les pierres ou les graviers qui font trop fouvent les caufes de cette facheufe maladie ; mais on contefte cet effet. C'eft à l'expérience de lever le doute ; ne doiton pas reprocher à la Médecine de laiffer fubfifter , fur des points les plus intéreffans,

---

(*a*) D'après la fuite de la mat. médicale de Mr. Geoffroi , trad. franç. tom. 1.

des incertitudes qu'elle pourroit facilement décider ?

Le Docteur Oliver rapporte dans les Tranſactions philoſophiques (a), des guériſons merveilleuſes de l'hydropiſie du bas-ventre , opérées par les ſeules onctions d'huile faites ſur cette capacité , pendant une heure , le matin & le ſoir , & continuées durant un certain tems. On dit que ce moyen étoit connu des anciens ; Galien en parle dans ſon Livre des médicamens ſelon les lieux , liv. 9 , ch. 3.

Lorſque l'accouchement devient difficile par la ſéchereſſe ou la roideur du paſſage, les onctions d'huile ſont le meilleur moyen de le lubrifier & de le rendre gliſſant.

On ſoulage promptement les douleurs trop vives que cauſent les hemorroïdes , ſi on oint la partie avec l'huile d'olive , après l'avoir expoſée à la fumigation émolliente.

L'efficacité de l'huile en immerſions , en embrocations & en onctions , eſt conſtatée dans les contractions des nerfs , des membranes , &c. & par conſéquent dans les douleurs , les crampes ſpaſmodiques , &c. dans les ancyloſes qui dépendent de la roi-

----

(a) V. Tranſ. phil. vol. 49. part. 1.

deur des ligamens des articulations. Le fuccès de l'huile dans ces occafions, eft bien plus décidé & plus fûr, en obfervant la méthode que confeille le célebre Wanfwieten (a), laquelle confifte à bien frotter d'abord la partie pour ouvrir les pores de la peau, à l'expofer enfuite à la vapeur de l'eau chaude, à la fecher & à l'oindre avec de l'huile ; ce procédé ne peut qu'être favorable au relâchement & à la flexibilité que l'on defire.

La furdité vient quelquefois du deffechement d'une matiere jaune ou efpece de cire qui eft contenue dans le conduit auditif externe ; on peut la guérir alors par des injections d'huile d'olive, s'il eft trop difficile d'avoir celle d'œufs qui eft préférée dans cette occafion (b).

L'huile d'olive mife fur la plaie qui eft faite par des corps pointus ou par la piquûre des infectes qui ont un petit venin, eft le vulnéraire approprié & fuffifant.

L'huile bouillante étoit un moyen de cautérifer les ulceres que les anciens pratiquoient fouvent ; il n'eft plus ufité aujourd'hui, mais

---

(a) Comment. in Boerhaav. tom. 1.
(b) Lanzoni, éphém. nat. cur. vol. 1.

Mr. Quefnay détermine quelques cas où il conviendroit de l'employer, & où il méri-teroit la préférence (*a*).

L'ufage externe de l'huile n'eft pas exempt de quelques inconvéniens qu'il importe de faire obferver : il peut caufer trop de relâ-chement dans les folides, & occafionner par là la ftagnation & la putréfaction des hu-meurs ; ce dangereux effet eft particuliére-ment à craindre lorfqu'il y a une chaleur trop grande ou une forte inflammation fur la peau (*b*). Le plus mauvais effet des ap-plications extérieures de l'huile, eft de pro-duire des difpofitions éréfipélateufes ou gan-gréneufes dans les fujets qui ont une conf-titution des humeurs vicieufe, en fupprimant la tranfpiration de la partie, & en y retenant toutes les matieres dépravées qui y abordent.

Le plan de cette differtation n'admet point l'énumération de toutes les prépara-tions médicales de l'huile deftinées à l'ufage externe, & qui font faites par fimple mê-lange, par infufion, par décoction, par

____

(*a*) V. Quefnay, Traité de la Gangrene.
(*b*) V. Differt. fur les Antifeptiques, par Mr. de Boiffieu, couronnée par l'Acad. de Dijon.

mixtion , &c. J'ai annoncé précédemment que je me bornerai à indiquer celles qui font les plus fimples & d'une utilité plus commune , & à communiquer quelques-unes qui ne font pas affez connues.

L'huile unie avec la cire fondue par une douce chaleur , forme un onguent très-propre à adoucir & à guérir les excoriations & les crévaffes de la peau , les plaies de la brûlure , &c.

En agitant enfemble de l'huile & de l'eau fraîche, ou d'eau de chaux, de blanc d'œufs, &c. on fait des linimens qui diffipent ou deffechent les inflammations extérieures fuperficielles fans fievres , les petits boutons , &c.

L'huile dans laquelle on diffout du camphre , fait un liniment calmant & réfolutif dont l'ufage convient à plufieurs maladies externes produites par l'irritation des folides , par l'engorgement, l'inflammation, la putréfaction des humeurs , &c. On fait que ce liniment eft fréquemment employé pour diffiper la douleur du côté dans la pleuréfie.

Le liniment volatil dont les Anglois ont introduit l'ufage (*a*) , & qui eft le mêlange

***

(*a*) Pringle, Mour. Méd. d'Armée.

fait par l'agitation de l'huile avec de l'esprit de corne de cerf ou d'alkali-volatil-fluor, est un remede puissant dans l'esquinancie ; on en imbibe un morceau de flanelle dont on entoure la gorge ; le mal porté au degré de la suffocation la plus dangereuse, est ordinairement dissipé comme par enchantement.

On a plusieurs remedes tous excellens contre la brûlure ; aucun ne vaut celui que l'on fait avec la cendre de prêle (*a*) passée par un tamis fin, & mêlée avec de l'huile d'olive en consistance médiocre ; on l'applique froid & on le renouvelle, lorsqu'il est trop desseché ; ce remede qui a une efficacité prompte & incomparable pour arrêter la fluxion & pour cicatriser la plaie, n'existe point dans la Chirurgie écrite, & il est universellement usité en Provence.

L'huile d'œuf, & à son défaut la bonne huile d'olive battue dans un mortier de plomb jusqu'à ce qu'elle ait acquis une consistance suffisante, forme un onguent très-adoucissant pour les ulceres chancreux, & qui est utile au moins pour modérer les douleurs (*b*).

Mr.

(*a*) Dite en langue vulgaire *coussando.*
(*b*) V. Pharm. de Londres, trad. franç. tom. 11.

Mr. Sauvages de la Croix a vu trois cancers invétérés guéris radicalement par l'infusion des feuilles de la dentelaire (*a*) dans l'huile d'olive ; on oint de cette huile l'ulcere chancreux, & on répéte cette onction jusqu'à ce que l'escarre qu'elle produit, ait fait une bonne croute & que les douleurs aient cessé ; ce qui arrive dans une quinzaine de jours (*b*).

La plûpart des maisons, dans les campagnes de Provence font leur provision d'huile de mille-Pertuis (*c*). On la prépare avec les fleurs de cette plante cueillies avant qu'elles soient trop éclofes, qu'on fait infufer dans une bouteille d'huile expofée au foleil pendant trente ou quarante jours, en ajoutant de temps en temps de nouvelles fleurs pour que l'infufion foit plus forte ; il n'eft point de remede qui réuniffe à un fi haut point la qualité vulnéraire & la qualité calmante ; cette huile eft vraiment fouveraine pour la guérifon des plaies même profondes & avec léfion nerveufe.

Les femmes du peuple de Provence fe

(*a*) Dite dans la langue de Provence, *herbo enrabiado*.

(*b*) V. Acad. des Scienc. ann. 1739.

(*c*) Dite *oli rouge*.

C

délivrent fouvent des accidens de la maladie des nerfs appellée paffion hiftérique (a), en frottant tout le corps avec de l'huile dans laquelle on a fait bouillir de la rue ; on s'en fert lorfqu'elle eft encore affez chaude.

L'huile dans laquelle on fait cuire des feuilles de jufquiame eft employée dans l'efquinancie : le peuple fe loue beaucoup de la méthode de faire cette préparation dans cette efpece de lampe de fer qu'on appelle *Calen* dans notre pays ; on fait des onctions avec cette huile chaude fur la gorge , & on y applique l'herbe deffus.

On compofe avec parties égales d'huile & de vin rouge , qu'on fait bouillir douce-ment jufqu'à ce que le dernier foit con-fumé , ce beaume célébre par la guérifon qu'opéra le Samaritain (b) , & qui en a confervé le nom. Ce beaume a une vertu complete pour prévenir la fuppuration des plaies & pour les cicatrifer promptement.

On defiroit un remede contre la gale qui n'eût ni les inconvéniens du foufre ni les dangers du mercure ; on avoit tenté fur les hommes la dentelaire , qui réuffiffoit fi

---

(a) Dite dans la langue du pays , *mau de mero.*
(b) St. Luc , ch. x , v. 34.

bien fur les animaux ; mais on l'avoit con-
damnée, parce que l'action de cette plante
fur la peau étoit trop violente. La méthode
de modifier fa caufticité au jufte degré qui
lui en enleve l'excès, & ne lui laiffe que
l'efficacité requife, étoit connue depuis long-
temps en Provence chez le peuple, & elle
y étoit ignorée des gens de l'art ; au lieu
de faire bouillir la racine de dentelaire dans
l'huile, comme on le pratiquoit lorfqu'on
s'en fervoit pour les animaux, il falloit feulement verfer l'huile bouillante fur cette racine bien pilée dans un mortier de marbre,
& agiter le mêlange pendant quatre ou
cinq minutes. Cet excellent procédé qui
fut répandu dans la Provence par un Char-
latan, il y a environ cinquante ans, confifte à employer une bonne livre d'huile fur
deux ou trois poignées de racine ; on paffe
l'huile avec expreffion par un gros linge peu
ferré, dans lequel on laiffe une partie de
la racine pilée, pour en faire un nouet
qu'on trempe dans l'huile que l'on fait bien
chauffer, toutes les fois qu'on s'en fert ;
il faut en frotter un peu fortement toute
la fuperficie du corps, une fois le matin
& une fois le foir devant le feu ; on con-
tinue les frictions jufqu'à ce que les boutons
galeux foient entiérement deffechés ; c'eft

le spécifique le plus sûr , le plus prompt &
le plus convenable contre la gale , sur-tout
celle qui est communiquée ; son usage devient tous les jours plus général , & l'expérience confirme constamment son efficacité. J'ai indiqué cette préparation à la
Société royale de Médecine de Paris , qui
après en avoir constaté la vertu par ses
propres expériences , m'accorda le prix
qu'elle avoit proposé pour cette découver-
te (*a*) ; depuis qu'elle a-été publiée , je l'ai
mise au-dessus de toutes les objections , de
toutes les critiques & de toutes les remar-
ques qu'on a faites contre sa nouveauté (*b*).

L'excellence des vertus de l'huile composée en savon , m'oblige encore de placer ici un détail succinct de celles qui conviennent aux maladies externes.

Le savon est très-bon pour fondre toutes les tumeurs causées par l'épaississement
& la congestion des humeurs muqueuses
ou lymphatiques ; il dissipe celles des articulations qu'on appelle *anchyloses* , en at-

---

(*a*) V. Hist. de la Sociét. Roy. de Méd. 1779.
vol. III.

(*b*) V. Journal de Méd. Cahiers du mois d'Août
1785 , & du mois de Septembre 1786.

ténuant la viscosité de l'humeur synoviale, destinée à entretenir la souplesse de toutes les parties lignamenteuses, & à lubrifier les surfaces des pieces osseuses.

Le savon est particuliérement approprié aux rhumatismes chroniques ; il résout l'humeur épaissie & acrimonieuse qui est arrêtée dans le tissu cellulaire qui enveloppe les fibres musculeuses ; on l'emploie en frictions, en fomentations, en cataplasmes ; on le dissout souvent dans des liqueurs spiritueuses, pour rendre sa vertu plus énergique dans ces maladies.

Le célebre Vanswieten prescrit de mêler du savon dans la décoction émolliente dont il veut qu'on fomente le côté de la douleur dans les pluréfies (*a*).

Mr. Levret a conseillé le savon en cataplasmes, en fomentations & en bains, pour résoudre les infiltrations & les engorgemens laiteux qui succedent aux accouchemens (*b*).

Les lavemens faits avec une décoction émolliente dans laquelle on dissout du savon, aiguillonnent bien l'évacution du bas-

---

(*a*) Comment. in Boerh. Aph.
(*b*) V. Art des Accouchemens. Supplément.

ventre , & remédient aux constipations les plus opiniâtres.

Le savon produit encore cet effet , lorsqu'on l'introduit dans l'anus en forme de suppositoire ; ce moyen ne manque guere de réussir chez les enfans.

Les lavemens de savon sont au nombre des bons secours qu'on met en usage dans les asphyxies (*a*).

La dissolution du savon déterge bien les ulceres, & on en lave ordinairement la tête attaquée de la teigne.

Le savon inséré dans les cataplasmes émolliens hâte la suppuration & l'ouverture des abscès ; nos Provençaux font un peptique d'une efficacité très-éprouvée , en faisant cuire un oignon placé sur la braise amortie par la cendre , après y avoir fait un creux qu'on remplit d'huile & de savon rapé.

L'usage interne & externe du savon peut avoir encore plus les abus qu'on a fait envisager dans celui de l'huile simple ; mais l'objet de cette dissertation est de faire connoître les avantages de l'huile simple & composée en médecine , & non toutes les

______

(*a*) V. Méd. Domestique de Buchan.

précautions qu'exige l'emploi qu'on en fait : on n'a pas besoin d'avertir que le succès des remedes dépend au moins autant de l'habileté , qui en fait l'application que des propres vertus qu'ils possedent.

.... *Illud ignorari non oportet quod non omnibus ægris eadem auxilia conveniunt.* Celf. Medicin. lib. III.

FIN.

A AIX, chez ANTOINE DAVID , Imprimeur du Roi. 1787.

9 782329 156521